Thilini Sudeshika

Protectores solares

Thilini Sudeshika

Protectores solares

ScienciaScripts

Imprint

Any brand names and product names mentioned in this book are subject to trademark, brand or patent protection and are trademarks or registered trademarks of their respective holders. The use of brand names, product names, common names, trade names, product descriptions etc. even without a particular marking in this work is in no way to be construed to mean that such names may be regarded as unrestricted in respect of trademark and brand protection legislation and could thus be used by anyone.

Cover image: www.ingimage.com

This book is a translation from the original published under ISBN 978-3-330-32260-8.

Publisher:
Sciencia Scripts
is a trademark of
Dodo Books Indian Ocean Ltd. and OmniScriptum S.R.L publishing group

120 High Road, East Finchley, London, N2 9ED, United Kingdom
Str. Armeneasca 28/1, office 1, Chisinau MD-2012, Republic of Moldova, Europe
Printed at: see last page
ISBN: 978-620-7-41139-9

ÍNDICE DE CONTEÚDOS

Prefácio

Há vantagens em utilizar os protectores solares com o valor correto do fator de proteção solar (FPS) e, por outro lado, há desvantagens em utilizar os protectores solares com o valor incorreto do FPS. Não existe nenhum estudo anterior realizado no Sri Lanka para determinar o FPS dos protectores solares disponíveis no mercado e estes resultados são benéficos também para os países próximos do equador.

Este livro fornece um vasto conhecimento sobre a exposição solar aos raios ultravioleta, protectores solares, vantagens e desvantagens dos protectores solares, aplicação de protectores solares, determinação do FPS dos protectores solares disponíveis no mercado do Sri Lanka, protectores solares para crianças e tratamento de queimaduras solares.

Agradecimentos

Antes de mais, gostaria de expressar a minha mais profunda gratidão a todos os co-investigadores do projeto, Dr. H.M.D.R. Herath, Sra. C.B. Gunawardhne e Sra. N.G.P.D. Nawarathne, por terem ajudado a concluir este projeto com êxito.

Estou grato ao Centro Internacional de Investigação da Universidade de Peradeniya pela concessão de assistência financeira (InRC/RG/13/04).

Gostaria de agradecer ao Prof. D. B. M. Wickramarathne, Reitor da Faculdade de Ciências da Saúde Aliadas, Universidade de Peradeniya, pela sua motivação para iniciar este projeto.

Os meus agradecimentos especiais à Sra. T.W. Hettiarachchi, à Sra. K.I.M. De Silva, à Sra. Janitha Punchihewa, à Sra. R. K. Suraweera, à Sra. C. Galketiya e ao Sr. N.M.Y. Bagyawantha e ao pessoal não académico do Departamento de Farmácia, da Faculdade de Ciências da Saúde Aliadas, da Universidade de Peradeniya, pelo seu apoio total durante todo o projeto.

Por último, devo expressar a minha profunda gratidão aos meus pais, ao meu marido, aos meus irmãos e à minha filha mais nova por me terem dado um apoio infalível e um encorajamento contínuo durante todo o processo de investigação e de redação deste livro. Esta realização não teria sido possível sem eles. A minha gratidão.

LISTA DE ABREVIATURAS

FDA - Food and Drug Administration

MED- Minimal Erythema Dose

SPF - Sun Protection Factor

SPSS - Statistical Package for Social Science

UV - Ultra Violet

UVA - Ultra Violet A

UVB - Ultra Violet B

UVC - Ultra Violet C

UVI- Ultra Violet Index

WHO - World Health Organization

WMO- World Meterological organization

Determinação do fator de proteção solar dos protectores solares comercialmente disponíveis no Sri Lanka

Investigador principal - S.H.T. Sudeshika
Co-investigadores -
Dr. H.M.D.R. Herath, Sra. C.B. Gunawardhne e Sra. N.G.P.D. Nawarathne

Departamento de Farmácia, Faculdade de Ciências da Saúde,
Universidade de Peradeniya, Sri Lanka

CAPÍTULO 1. INTRODUÇÃO

1.1 *Exposição solar*

Todos os anos, cerca de um milhão de pessoas são diagnosticadas com cancro da pele e cerca de 10 000 morrem de melanoma maligno em todo o mundo. As radiações ultravioletas (UV) têm sido apontadas como um dos principais factores causadores do cancro da pele. Pequenas quantidades de radiação UV são benéficas para a saúde e desempenham um papel essencial na produção de vitamina D. No entanto, a exposição excessiva à radiação UV está associada a diferentes tipos de cancro da pele, queimaduras solares, envelhecimento acelerado da pele, cataratas e outras doenças oculares. Há também provas de que a radiação UV reduz a eficácia do sistema imunitário. Os efeitos nocivos da radiação solar são causados predominantemente pela região UV do espetro eletromagnético, que pode ser dividida em três regiões (Figura 1): UVA, de 320 a 400 nm; UVB, de 290 a 320 nm e UVC, de 200 a 290 nm.

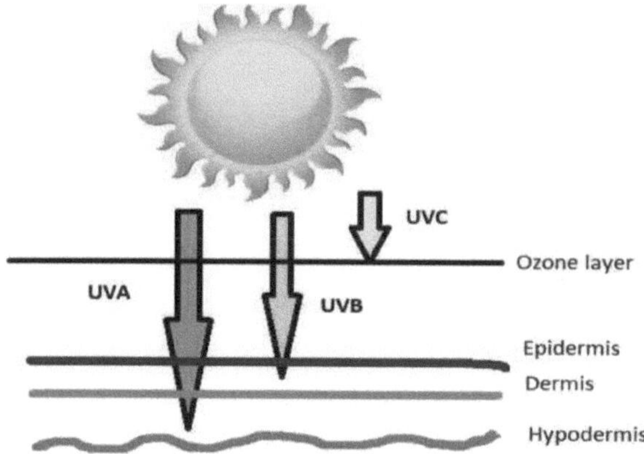

Figura 1: Radiação UV e pele

A radiação UVC é filtrada pela atmosfera antes de chegar à Terra. A radiação UVB não é completamente filtrada pela camada de ozono e é responsável pelos danos causados pelas queimaduras solares. A radiação UVA atinge as camadas mais profundas da epiderme e da derme e provoca o envelhecimento prematuro da pele.

O índice UV (IUV) é a norma internacional para a medição da radiação UV, desenvolvida pela Organização Mundial de Saúde (OMS), pelo Programa das Nações

Unidas para o Ambiente e pela Organização Meteorológica Mundial (OMM). Foi concebido para indicar o potencial de efeitos adversos para a saúde e para incentivar as pessoas a protegerem-se. Quanto mais elevado for o valor do IVU, maior é o potencial de danos para a pele e para os olhos e menor é o tempo necessário para que os danos ocorram. A proteção solar deve ser utilizada quando o índice UV atinge 3 ou mais. Os níveis de radiação UV variam substancialmente com o tempo e o local. Relativamente ao IUV, os valores do IUV para o Sri Lanka (Colombo) são apresentados no quadro 01. Estes valores são registados em 21st de cada mês do ano.

Tabela 01 - Valores do IUV para 21st de cada mês do ano (OMS, 2015)

		Jan	Fev	Mar	abril	maio	Jun	Jul	agosto	setembro	outubro	Nov	Dez
Sri Lanka (Colombo)	13°N	8	10	12	12	11	11	12	12	12	10	8	8

De acordo com os valores acima referidos, o Sri Lanka apresenta valores elevados de IVU durante todo o ano. A radiação UV é nociva para todos, mas é sobretudo nociva para as crianças e os adolescentes. A exposição excessiva das crianças ao sol pode levar ao cancro da pele mais tarde na vida. Tal pode dever-se ao facto de a pele das crianças ser mais suscetível aos efeitos nocivos da radiação UV durante a infância.

Os cancros de pele mais comuns ocorrem nas áreas do corpo mais frequentemente expostas ao sol, como o rosto, o pescoço, a cabeça e as costas das mãos. Quando se considera a radiação UV, o tipo de pele de uma pessoa também é importante. As pessoas de pele clara sofrem mais com as queimaduras solares e têm um risco mais elevado de cancro da pele do que as pessoas de pele escura. No entanto, embora a incidência de cancro da pele seja menor nas pessoas de pele escura, os cancros são frequentemente detectados numa fase mais tardia e mais perigosa.

1.2 *Protectores solares*

A necessidade de proteção contra os raios UV da luz solar é reconhecida desde há muito tempo. Embora os gregos antigos utilizassem o azeite como protetor solar, este não era muito eficaz. Em 1944, Benjamin Greene, um farmacêutico, utilizou uma substância pegajosa e vermelha, a que chamou red vet pet (petrolato veterinário vermelho), para proteger os soldados dos raios solares nocivos. Esta substância funcionava bloqueando fisicamente os raios solares e também não funcionava tão bem como os protectores solares modernos. Os protectores solares são preparações tópicas que podem ser utilizadas para reduzir a penetração da radiação solar UV nociva. Os protectores solares devem prevenir os danos actínicos agudos e crónicos da exposição solar, retardando o fotoenvelhecimento e prevenindo a indução de carcinomas e melanomas.

Os protectores solares foram divididos em dois subgrupos, nomeadamente absorventes químicos e bloqueadores físicos, com base no seu mecanismo de ação. Três classes de absorventes químicos são principalmente utilizadas nos protectores solares. São elas o ácido p-amino-benzoico e os seus ésteres, as benzofenonas e os dibenzoilmetanos (Reena *et al,* 2007). Os protectores solares químicos são geralmente compostos aromáticos conjugados com um grupo carbonilo. Esta estrutura geral permite que a molécula absorva os raios UV de alta energia e liberte a energia sob a forma de raios de baixa energia. Deste modo, os protectores solares químicos podem impedir que os raios UV prejudiciais para a pele sejam atingidos aquando da exposição à luz UV.

Aqui, a maioria destes compostos químicos (com exceção da avobenzona) não sofre alterações químicas significativas (Rania *et al,* 2010). Isto permite a retenção da potência de absorção dos raios UV sem degradação fotográfica significativa. Os bloqueadores físicos ou protectores solares não químicos reflectem os raios UV. Os protectores solares não químicos contêm minerais inertes, como o dióxido de titânio ou o óxido de zinco (Chanchal et *al,* 2010). São altamente protectores contra as radiações UVA e UVB. Estes protectores solares não químicos fornecem uma camada densa de absorção de luz e garantem a resistência à água. Os veículos oleosos dos protectores solares são mais eficazes e benéficos para produzir uma película duradoura e uniforme do produto de proteção solar na pele (Chanchal *et al,* 2010).

Atualmente, observa-se um rápido crescimento de produtos disponíveis no mercado que contêm protectores solares em todo o mundo, incluindo no Sri Lanka. Isto indica que as pessoas estão conscientes dos possíveis perigos do fotoenvelhecimento e do cancro da pele, que ocorrem em resultado da exposição excessiva ao sol. Em resultado disso, as substâncias de proteção solar são agora incorporadas em produtos cosméticos de consumo regular, tais como preparações para o cabelo e a pele, como hidratantes, cremes, loções e champôs. A utilização regular destes produtos pode ajudar a reduzir a probabilidade dos efeitos nocivos da radiação UV.

1.3 *Aplicação de protectores solares*

Para proteger a pele da radiação UV, é importante usar roupas que cubram todo o corpo, aplicar protectores solares e permanecer à sombra (Wickenheiser *et al*, 2013). A aplicação de protetor solar é ainda mais importante porque o rosto, o pescoço e algumas partes das mãos e das pernas não estão cobertas por vestuário.

A sombra é o método de proteção solar mais barato e fornece proteção contra os raios UV directos, mas não pode fornecer proteção contra os raios UV indirectos.

Seguir métodos adequados de aplicação do protetor solar (Figura 2) e o valor do FPS do protetor solar são igualmente importantes para obter uma melhor proteção dos protectores solares. A utilização diária de protectores solares reduz os danos cutâneos produzidos pela exposição aos UV, em comparação com a utilização intermitente de produtos com FPS igual ou superior (Phillips *et al*, 2000). Devido às reacções de sensibilidade cruzada, é importante realizar um teste de contacto com cada indivíduo antes da aplicação do protetor solar. Para o efeito, pode aplicar-se uma pequena quantidade de protetor solar na face interna do antebraço (Brian *et al*,).

De acordo com as directrizes descritas pela U.S. food and drug administration, para obter o máximo benefício do protetor solar, este deve ser aplicado antes de 30 minutos. Desta forma, o produto tem tempo para ser absorvido pela pele. Para obter a quantidade adequada de protetor solar na pele, é importante a primeira reaplicação do protetor solar após 30 minutos. E também para atingir a concentração de 2 mg/cm^2 deve ser aplicada 1 onça ou 30 ml (Baran *et al*, 2010). A aplicação de uma quantidade generosa de protetor solar no rosto, orelhas, nariz, lábios, nuca, parte superior dos pés e áreas da cabeça expostas por calvície ou queda de cabelo é importante para obter a máxima proteção. Após a primeira reaplicação, é importante reaplicar o protetor solar de duas em duas horas para manter a espessura inicial do protetor solar na pele.

Para obter proteção contra os raios UV, deve ser aplicado bastante protetor solar. Deve ser aplicada a mesma quantidade em cada aplicação. A necessidade de reaplicação frequente é muito importante para atingir uma espessura inicial protetora de protetor solar que é de 2,00 mg/cm^2 (Wickenheiser *et al*, 2013).

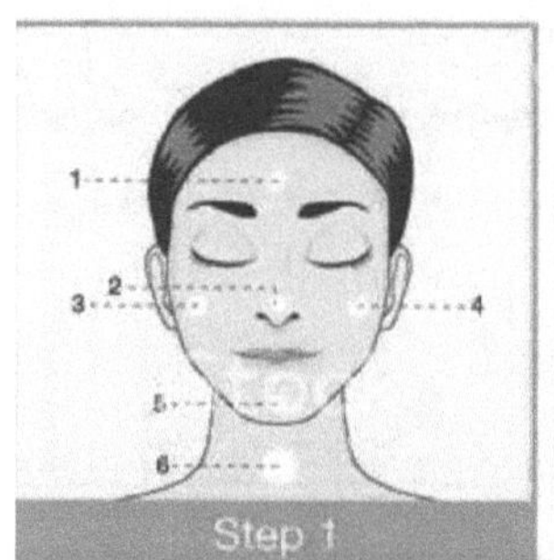
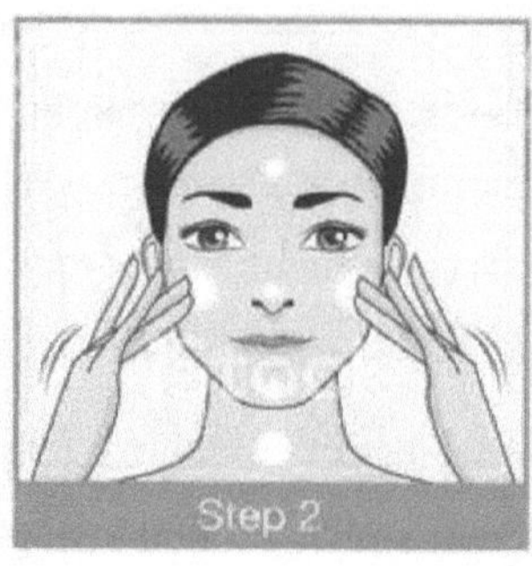
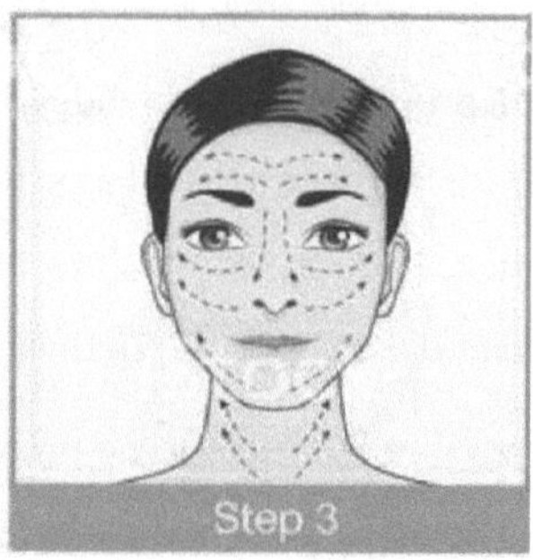

Figura 2: Aplicação de protectores solares no rosto e no pescoço

1.4. Fator de proteção solar

A eficácia de um protetor solar é normalmente expressa pelo fator de proteção solar (SPF), que é definido como a energia UV necessária para produzir uma dose mínima de eritema (MED) na pele protegida, dividida pela energia UV necessária para produzir uma MED na pele não protegida. A dose eritematosa mínima (DEM) é definida como o menor intervalo de tempo ou dosagem de irradiação de luz UV suficiente para produzir um eritema mínimo percetível na pele não protegida (Wood *et al.*, 2000; Wolf *et al.*, 2001). Quanto mais elevado for o FPS, mais eficaz é o produto na prevenção das queimaduras solares.

A fotoprotecção proporcionada pelos protectores solares tópicos contra a exposição à radiação ultravioleta solar pode ser determinada in vivo ou in vitro. A determinação do FPS *in vivo* pode ser efectuada através de testes fotográficos em voluntários humanos. Este tipo de determinação é um processo moroso, complexo e dispendioso. Por conseguinte, foram desenvolvidas técnicas in vitro para avaliar a fotoprotecção dos compostos de proteção solar.

Os métodos *in vitro* podem ser divididos em dois tipos. Estes dois tipos são os métodos que envolvem a medição da absorção ou transmissão da radiação UV através de películas de protectores solares em placas de quartzo ou membranas biológicas, e os métodos em que as características de absorção dos agentes de proteção solar são determinadas com base na análise espectrofotométrica de soluções diluídas (Dutra *et al.*, 2004). Mansur *et al.* (1986) desenvolveram uma equação matemática muito simples que substitui o método in vitro proposto por Sayre *et al.* (1979), utilizando espetrofotometria UV. Este método pode ser usado para calcular os valores de SPF em protectores solares quando testados in vitro.

1.5 Tipos de pele e exposição solar

Existem seis fototipos de pele, que vão do claro ao escuro (Figura 3). Os indivíduos com os tipos de pele I e II correm o maior risco de desenvolver cancro da pele, enquanto os tipos V e VI correm o menor risco.

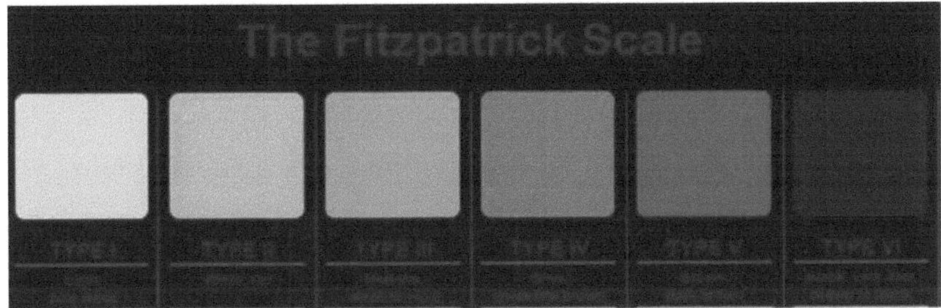

Figura 3: Tipos de pele (escala de Fitzpatrick)

As pessoas com pele de tipo I e II queimam-se sempre e nunca se bronzeiam ao sol. São extremamente susceptíveis a lesões cutâneas e cancros da pele. Têm também um risco muito elevado de melanoma, o tipo mais mortal de cancro da pele. Têm de usar um protetor solar com um FPS de 30+.

As pessoas que têm pele de tipo III, por vezes queimam-se e por vezes bronzeiam-se ao sol. São também susceptíveis a lesões cutâneas e cancros. Têm de aplicar diariamente um protetor solar com um FPS de pelo menos 15 e usar vestuário de proteção solar.

As pessoas com pele de tipo IV tendem a bronzear-se facilmente e são menos susceptíveis de se queimar. Mas continuam a estar em risco, pelo que devem usar protetor solar com um FPS de 15+ no exterior e devem procurar a sombra entre as 10 e as 16 horas.

As pessoas com pele de tipo V bronzeiam-se facilmente e raramente se queimam, mas correm o mesmo risco que as de tipo IV. Têm de usar protetor solar com um FPS de 15+ e procurar a sombra entre as 10 e as 16 horas. O melanoma lentiginoso acral, uma forma muito virulenta da doença, é mais comum em pessoas de pele mais escura. Estes melanomas tendem a aparecer em partes do corpo que não estão frequentemente expostas ao sol e, muitas vezes, só são detectados depois de o cancro se ter espalhado.

Embora as pessoas com pele do tipo VI não se queimem, continuam a correr o risco de contrair cancros da pele, como o melanoma lentiginoso acral. Devem usar protetor solar com um FPS de 15+ e procurar a sombra entre as 10 e as 16 horas.

1.6 Fotossensibilidade e queimaduras solares

A fotossensibilidade (Figura 4) é uma reação do sistema imunitário que é estimulada pela luz solar. A fotossensibilidade, também conhecida como reacções alérgicas ao sol, inclui grandes inchaços ou vergões vermelhos com comichão que se desenvolvem após apenas alguns minutos de exposição à luz solar (urticária solar), fotossensibilização química e erupção polimorfa à luz, uma reação à luz solar (principalmente à luz UVA) que não é totalmente compreendida. As pessoas podem herdar uma tendência para desenvolver estas reacções.

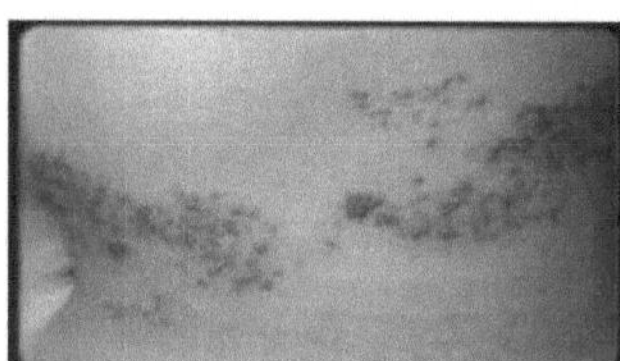

Figura 4: Reação de fotossensibilidade

As queimaduras solares (Figura 5) resultam de uma sobre-exposição aguda à luz UV. A quantidade de exposição solar necessária para produzir uma queimadura varia consoante o tipo de pele (quantidade de melanina) e a quantidade de luz UV na luz solar no dia da sobre-exposição. As queimaduras solares resultam numa pele avermelhada e dolorosa. As queimaduras solares graves podem provocar inchaço e bolhas. Os sintomas podem começar logo 1 hora após a exposição e atingir o pico no prazo de 3 dias. As pessoas gravemente afectadas podem desenvolver febre, arrepios e fraqueza e, em raras ocasiões, podem mesmo entrar em choque (caracterizado por tensão arterial muito baixa, desmaios e fraqueza profunda).

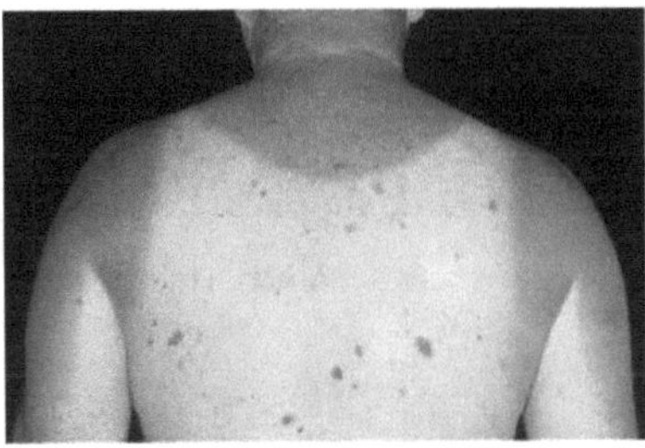

Figura 5: Queimadura solar

1.7 fotodermatite

A fotodermatite é uma inflamação aguda ou crónica que é uma forma única de dermatite alérgica de contacto, no sentido em que o alergénio que a provoca não produz as manifestações clínicas, até que a pele seja exposta à luz solar para ser activada e formar uma erupção cutânea, bolhas ou alguma forma de manchas escamosas.

1.8 Fotoenvelhecimento

Com o tempo, aparecem rugas à volta dos olhos, linhas finas à volta dos lábios e manchas de idade nas mãos. Muitos dos sinais visíveis de envelhecimento são causados pelo sol.

A pele é composta por três camadas: a epiderme, ou camada mais externa; a derme, ou camada intermédia; e o subcutâneo, ou camada basal. A derme contém colagénio, elastina e outras fibras que suportam a estrutura da pele. São estes elementos que dão à pele o seu aspeto suave e jovem. Esta camada é danificada pela radiação UV. Os raios UVA, com o seu comprimento de onda mais longo, são responsáveis por grande parte dos danos associados ao fotoenvelhecimento.

Os raios UVA penetram profundamente na derme, onde danificam as fibras de colagénio. Estes danos provocam um aumento da produção de elastina anormal. As quantidades anormais de elastina resultam na produção de enzimas denominadas

13

metaloproteinases, que reconstroem o colagénio danificado, funcionando frequentemente mal e degradando o colagénio, resultando numa pele incorretamente reconstruída. À medida que este processo se repete com a exposição diária aos raios UVA, a pele incorretamente reconstruída forma rugas e o colagénio empobrecido resulta numa pele coriácea.

A exposição repetida ao sol também pode causar as chamadas manchas de idade ou manchas de fígado. Uma 'mancha de idade' é uma pequena porção de pigmentação causada pela exposição solar. As manchas de idade encontram-se normalmente nas mãos, braços e rosto, e nas costas nos homens.

Atualmente, muitos protectores solares com vários valores de FPS estão registados no Sri Lanka como cosméticos. Há benefícios com a aplicação de protectores solares que têm um FPS correto e, por outro lado, há efeitos nocivos com a aplicação de produtos que têm um FPS incorreto. Apesar de a maioria dos cingaleses ter pele escura, podem ter a possibilidade de contrair fotodermatite, fotoenvelhecimento e cancros da pele numa fase posterior. Também no que respeita aos valores do IVU, o Sri Lanka está sujeito a um risco elevado de radiação UV. Por conseguinte, a determinação dos valores de SPF dos protectores solares disponíveis no mercado é um facto importante para os cingaleses.

CAPÍTULO 2. OBJECTIVOS

2.1 *Objetivo principal*

O principal objetivo do estudo era avaliar a qualidade dos protectores solares no Sri Lanka no que diz respeito ao fator de proteção solar (SPF)

2.2 *Objectivos específicos*

Os objectivos específicos do estudo foram os seguintes

*   determinar os valores de FPS dos protectores solares comercialmente disponíveis no Sri Lanka

*   avaliar os rótulos dos protectores solares em termos de verificação da disponibilidade dos ingredientes essenciais nos protectores solares

CAPÍTULO 3. METODOLOGIA

3.1 Materiais e equipamentos

Etanol - grau analítico

Protectores solares disponíveis no mercado

Espectrofotómetro de UV visível

Ultrasonicador

3.2 Método

3.2.1 Seleção da amostra

Para os testes *in vitro,* foram adquiridos 30 protectores solares disponíveis no mercado do Sri Lanka. Os ingredientes activos de cada amostra foram verificados com a lista de ingredientes padrão aprovada.

3.2.2 Preparação da amostra

Foi pesado um grama de todas as amostras. Transferiu-se para um balão volumétrico de 100 ml e diluiu-se o volume com etanol. Em seguida, as amostras diluídas foram submetidas a ultra-sons durante 5 minutos e filtradas com algodão, rejeitando os primeiros 10 ml. Em seguida, transferiu-se uma alíquota de 5,0 ml para um balão volumétrico de 50 ml e diluiu-se até ao volume com etanol. Em seguida, transferiu-se uma alíquota de 5,0 ml para um balão volumétrico de 25 ml e completou-se o volume com etanol.

3.2.3 Análise de amostras

Os espectros de absorção das amostras em solução foram obtidos na gama de 290 a 320 nm, utilizando uma célula de quartzo de 1 cm e etanol como branco.

Os dados de absorção foram obtidos na faixa de 290 a 320, a cada 5 nm. Foram feitas três determinações em cada ponto, seguidas da aplicação da equação de Mansur (Dutra *et al.,* 2004).

SPF (espetrofotométrico) = CF X ΣEE (λ) X I (λ) X Abs (λ)

Onde: EE (l) - espetro de efeito eritemático; I (l) - espetro de intensidade solar; Abs (l)-absorvância do protetor solar; CF - fator de correção (= 10). Foi determinado que uma formulação padrão de protetor solar contendo 8% de homosalato apresentava um valor de FPS de 4, determinado por espetrofotometria UV (Mansur *et al.*, 1986).

Os valores de EE x I são constantes. Foram determinados por Sayre *et al.* (1979). Os valores são apresentados no Quadro 02.

Tabela 02 - Função produto normalizada utilizada no cálculo do SPF (Sayre *et al.*, 1979)

Comprimento de onda (nm)	EE x I (normalizado)
290	0.0150
295	0.0817
300	0.2874
305	0.3278
310	0.1864
315	0.0839
320	0.0180
Total	1

3.2.4 Análise estatística

A análise estatística foi efectuada utilizando o programa de software estatístico Statistical Package for the Social Science (SPSS versão 16).

CAPÍTULO 4. RESULTADOS

O dióxido de titânio, o etilmetoxicinamato, a benzofenona e o óxido de zinco foram os ingredientes activos mais comuns encontrados nos protectores solares comercializados no Sri Lanka. A maioria dos protectores solares são bloqueadores físicos (apêndice 01).

Observou-se uma correlação negativa fraca entre os valores de FPS marcados e os valores de FPS testados, mas que não foi significativa (r=-0,100, p=0,665).

Não houve correlação entre os valores, o que significa que os valores são significativamente diferentes a um nível de confiança de 95%, comparando os valores médios do SPF rotulado e do SPF testado (tabela 03).

Quadro 03: Teste de amostras emparelhadas

	Paired Differences							
			Std. Error Mean	95% Confidence Interval of the Difference		T	df	Sig. (2-taile d)
	Mean	Std. Deviation		Lower	Upper			
Pair 1 label_value - test_value	23.885	16.972	3.703	16.159	31.610	6.449	20	.000

Os ingredientes activos e a variação dos valores de FPS rotulados e os valores de FPS observados dos protectores solares disponíveis no mercado são apresentados no quadro 04.

Quadro 04: Os ingredientes activos e a variação dos valores de FPS rotulados e os valores de FPS observados dos protectores solares disponíveis no mercado

Produto	Valor SPF- Rótulo SPF	Ingredientes activos	Valor SPF- SPF testado	Tally with Tally the SPF valor da etiqueta	% de diferença entre rótulos e testar	Diferença de % >50
1	30	Dióxido de titânio, Etilhexilmetoxicinamato, Benzofenona-3	0.141	não	99.5	Sim
2	15	Octocrylene, butilmetoxidibenzoilmetano	2.533	não	83.1	Sim
3	15	Dióxido de titânio, Etilhexilmetoxicinamato	3.805	não	74.6	Sim
4	20	Dióxido de titânio, Etilhexilmetoxicinamato	3.457	não	82.7	Sim
5	20	Etilhexilmetoxicinamato, Metoxibenzoilmetano de butilo	15.420	não	22.9	Não
6	15	Dióxido de titânio, óxido de zinco	5.632	não	62.5	Sim
7	30	Oxibenzona 30mg/ml, Óxido de zinco 70mg/ml, Octilmetoxicinamato75mg/ml	16.606	não	44.6	Não
8	24	Dióxido de titânio, Octocrylene	6.313	não	73.7	Sim
9	30	Benzofenona-3	26.396	não	12.0	Não
10	15	Dióxido de titânio, benzofenona-3, octilmetoxicinamato	7.826	não	47.8	Não
11	30	Não especificado	4.803	não	84.0	Sim
12	45	Não especificado	9.140	não	79.7	Sim
13	15	Dióxido de titânio, octilmetoxicinamato	9.852	não	34.3	Não
14	60	Dióxido de titânio	0.058	não	99.9	Sim
15	45	Octocrylene, Dióxido de titânio	0.605	não	98.7	Sim
16	60	Avobenzona, Dióxido de titânio, Octilmetoxicinamato	6.875	não	88.5	Sim

17	30	Benzofenona-4, Óxido de zinco, Dióxido de titânio	0.694	não	97.7	Sim
18	40	Não especificado	0.544	não	98.6	Sim
19	40	Dióxido de titânio	0.290	não	99.3	Sim
20	50	Etilhexilsalicilato	14.905	não	70.2	Sim
21	15	Butilmetoxidibenzoilmetano, salicilato de etilo e hexilo	6.524	não	56.5	Sim
22	30	Não especificado	5.866	não	80.4	Sim
23	20	Butilmetoxidibenzoilmetano	12.37	não	38.2	Não
24	30	Oxibenzona 30mg/ml, óxido de zinco 70mg/ml	14.09	não	53.0	Sim
25	20	Dióxido de titânio, Benzofenona-3, Butilmetoxidibenzoilmetano	9.408	não	53.0	Sim
26	30	Benzofenona, Dióxido de titânio, Óxido de zinco	0.7855	não	97.4	Sim
27	15	Dióxido de titânio	10.45	não	30.3	Não
28	20	Dióxido de titânio, oxibenzona	2.797	não	86.0	Sim
29	30	Oxibenzona	6.547	não	78.2	Sim
30	20	Óxido de zinco	0.4625	não	97.7	Sim

O valor mais elevado de FPS testado foi observado no produto 9, que tinha como ingredientes activos o dióxido de titânio, a benzofenona-3 e o octilmetoxicinamato. 77% dos protectores solares disponíveis no mercado apresentavam uma diferença de 50% entre os valores de FPS indicados no rótulo e os valores de FPS testados.

CAPÍTULO 5. DEBATE

Muitas razões podem afetar os resultados do valor do FPS observado e não apenas as propriedades dos ingredientes activos. As condições de armazenamento, o tipo de emulsão utilizada no protetor solar, os efeitos e a interação dos componentes do veículo, as propriedades reológicas da emulsão, o pH dos compostos, os diferentes solventes utilizados na preparação do protetor solar podem ser afectados para diminuir ou aumentar a absorção de UV. Para além disso, os plásticos presentes no recipiente podem ser lixiviados para o protetor solar e causar interação química, o que pode ser uma razão para a variação do valor do FPS indicado no rótulo e do valor do FPS observado dos protectores solares disponíveis no mercado. A armazenagem em local fresco e a utilização de recipientes opacos ajudam a proteger a eficácia dos protectores solares.

Os resultados do método de determinação do FPS in vitro são importantes quando se introduzem novos ingredientes de proteção solar ou se alteram a composição e a combinação das formulações. Assim, o método in vitro pode ser utilizado como ferramenta de pré-seleção e de previsão para o teste in vivo. Além disso, pode ser utilizado como método de controlo de qualidade durante o processo de fabrico. O protetor solar é tomado como um medicamento (Mishra *et al,* 2012) em muitos países. Por conseguinte, o controlo de qualidade é uma operação essencial para o fabrico de protectores solares, uma vez que os medicamentos devem ser comercializados como formulações seguras e terapeuticamente activas (Levi *et al,* 1964).

Existem vantagens e desvantagens dos protectores solares com ou sem FPS adequado. De acordo com as directrizes da FDA, os protectores solares com FPS 2 a 14 apenas ajudam a prevenir as queimaduras solares. Quando aumentam o FPS, podem reduzir os cancros da pele, mas a FDA não dispõe de dados adequados que revelem que os produtos com um valor de FPS superior a 50 proporcionam uma proteção adicional em comparação com os produtos com um valor de FPS 50.

Por conseguinte, quando se consideram os protectores solares com FPS elevado, estes contêm mais ingredientes químicos e podem causar efeitos indesejáveis para além da proteção UV. Além disso, os protectores solares inorgânicos são mais benéficos porque oferecem as vantagens de um FPS elevado, cobertura de largo espetro e reduzem a potencial irritação dos utilizadores. Mas a falta de transparência é o inconveniente deste tipo de produtos.

De acordo com a literatura, os valores de FPS dos protectores solares superiores a dois são considerados protectores solares com atividade de proteção solar (Kale *et al, 2010)*. Por conseguinte, é indicado que os protectores solares com FPS dois só podem prevenir as queimaduras solares, mas não o cancro da pele ou o envelhecimento precoce da pele. A proteção mencionada não pôde ser alcançada com a maioria dos protectores solares disponíveis no Sri Lanka, apesar de terem efeito de proteção solar. Os protectores solares são regulamentados como cosméticos no Sri Lanka. Por esse motivo, estes produtos podem ser vistos habitualmente no mercado do Sri Lanka. Além disso, não existem laboratórios ligados ao Estado para verificar a qualidade e a eficácia destes produtos no Sri Lanka enquanto o registo está em curso.

Por conseguinte, esta questão deve ser tida em conta no reforço do registo dos protectores solares no Sri Lanka.

CAPÍTULO 6. CONCLUSÃO

Este estudo revelou que a proteção mencionada no rótulo dos protectores solares disponíveis no mercado não pode ser alcançada pela maioria dos protectores solares no Sri Lanka, apesar de terem efeito de proteção solar.

As quantidades exactas de ingredientes activos presentes no protetor solar não estão disponíveis no rótulo dos produtos comercializados no Sri Lanka para minimizar os efeitos secundários, de acordo com os regulamentos da FDA.

Por conseguinte, os factos acima mencionados devem ser considerados no reforço da regulamentação do registo dos protectores solares no Sri Lanca.

SECÇÃO 02

Vantagens e desvantagens

&

Eliminação de protectores solares

Vantagens dos protectores solares

* Proteger a pele dos efeitos nocivos do sol

* Ajuda a prevenir as queimaduras solares e o envelhecimento prematuro (por exemplo, rugas e pele coriácea).

* Ajudam a diminuir o risco de cancro da pele e também de reacções cutâneas semelhantes a queimaduras solares (sensibilidade ao sol) causadas por alguns medicamentos (por exemplo, tetraciclinas, medicamentos à base de sulfa, fenotiazinas como a clorpromazina).

Desvantagens dos protectores solares

* Manchar a roupa (por exemplo, produtos que contenham ácido aminobenzóico ou ácido paraaminobenzóico/PABA)

* Alguns ingredientes dos protectores solares podem tornar a pele mais sensível

* Reacções alérgicas incluindo: erupção cutânea, comichão/inchaço (especialmente da face/língua/garganta), tonturas graves, dificuldade em respirar.

Eliminação de protectores solares

Com o tempo, os protectores solares podem perder a sua eficácia. Não é permitido deitar os protectores solares na sanita ou no esgoto. Devem ser deitados fora como indicado na embalagem do produto.

As crianças e os protectores solares

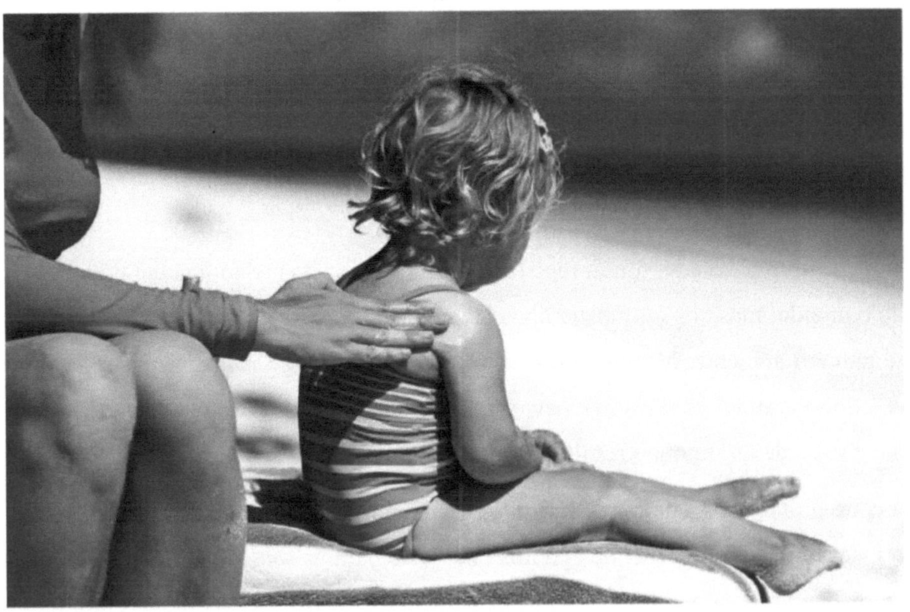

1. INTRODUÇÃO

A proteção solar é um fator vital para as crianças porque são mais vulneráveis a contrair cancros da pele devido à elevada exposição solar. É importante aprender os benefícios e os perigos do sol desde a infância. As crianças adoram passar o tempo a brincar ao ar livre e a maioria das crianças em idade escolar participa em actividades desportivas ao ar livre (Anexo 02). Devido aos factos acima referidos, pode observar-se um aumento das doenças de pele na infância e do cancro da pele devido à radiação solar.

A pele das crianças é mais suscetível de ser danificada pela radiação solar, incluindo os raios UVA e UVB. Acredita-se que 80% da nossa exposição solar ao longo da vida ocorre antes dos 18 anos de idade. Uma criança pode sofrer alguns tipos graves de queimaduras solares nos primeiros anos, o que pode aumentar a possibilidade de um diagnóstico de cancro da pele na idade adulta. O melanoma é a forma mais grave de cancro da pele. Os cancros da pele não melanoma estão relacionados com a exposição prolongada ao sol, como passar tempo na praia no verão e praticar desporto na escola, especialmente para as pessoas com pele clara, sardas, cabelo e olhos claros.

As pessoas acreditavam que o cancro da pele não era uma ameaça para as crianças e os adolescentes. Mas os danos na pele começam na infância e vão-se acumulando ao longo da vida. Por isso, como já foi referido, os pais devem ensinar-lhes o que é o sol, limitando a quantidade de exposição solar, utilizando medidas de proteção solar quando estão ao ar livre, como o protetor solar e o vestuário de proteção solar, e evitando as camas de bronzeamento artificial.

Durante a última década, foram registados muitos casos de melanoma em crianças em todo o mundo, mas nos últimos tempos havia menos casos. No entanto, espera-se que este número aumente. Muitas vezes, o melanoma pediátrico não é diagnosticado até que a doença atinja as fases mais avançadas, o que muitas vezes coloca a criança em grande risco de ter um mau resultado.

Por conseguinte, os programas educativos destinados às crianças sobre a proteção solar são essenciais para as livrar dos efeitos nocivos e para as sensibilizar para os perigos da radiação UV (Anexo 02). Nos países ocidentais, foram criados muitos programas educativos para as escolas, mas não existem tais programas em países tropicais como o Sri Lanka.

Instruções para crianças e pais

- Os raios UV são mais fortes e nocivos entre as 10:00 e as 16:00. É preferível limitar as actividades ao ar livre durante este período. Procurar a sombra é uma opção para evitar os raios nocivos.

- O vestuário de proteção, como camisas de manga comprida e calças compridas de tecido justo, é o melhor para as crianças, mas nem sempre é prático. Os chapéus com abas largas que cobrem o rosto, o couro cabeludo, as orelhas, os olhos e o pescoço proporcionam uma grande proteção. Mas os bonés não são uma boa proteção porque não cobrem as orelhas e o pescoço.

- O uso de óculos de sol pode reduzir significativamente a exposição ao sol, que pode levar a cataratas e outras lesões oculares mais tarde na vida. Os óculos de sol adequados podem bloquear os raios UVA e UVB.

A utilização de um protetor solar de largo espetro com um FPS 15+ 30 minutos antes de sair para o exterior pode evitar os efeitos nocivos da exposição solar. A reaplicação de protectores solares de duas em duas horas pode proporcionar uma melhor proteção.

• Quando os pais compram um protetor solar para os seus filhos, devem procurar produtos com a indicação *Broad Spectrum* para proteger contra os raios UVA e UVB e SPF 30 para crianças de pele clara.

• O dióxido de titânio, a avobenzona e o óxido de zinco são menos irritantes para a pele sensível e a maioria dos protectores solares para crianças contém estes ingredientes e menos fragrâncias. Os pais devem comprar protectores solares com produtos químicos menos irritantes e alergénios para os seus filhos. E é melhor fazer um teste de contacto com a pele do seu filho antes de aplicar o protetor solar em todo o corpo.

SECÇÃO 04

Como tratar as queimaduras solares?

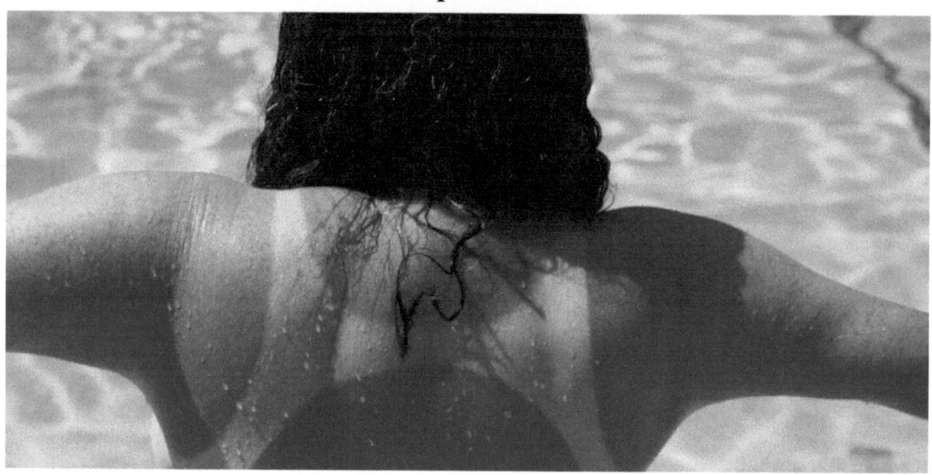

De acordo com a American Academy of Dermatology, é importante começar a tratar as queimaduras solares o mais rapidamente possível. Para além de impedir uma maior exposição aos raios UV, os dermatologistas recomendam tratar as queimaduras solares com:

- Banhos frios para reduzir o calor.

- Hidratante para ajudar a aliviar o desconforto causado pela secura. Assim que sair da banheira, seque-se suavemente, mas deixe um pouco de água na sua pele. Em seguida, aplique um hidratante para reter a água na sua pele.

- Creme de hidrocortisona que pode ser comprado sem receita médica para ajudar a aliviar o desconforto.

- Aspirina ou ibuprofeno. Isto pode ajudar a reduzir o inchaço, a vermelhidão e o desconforto.

- Beber mais água. As queimaduras solares atraem fluidos para a superfície da pele, afastando-os do resto do corpo. Beber mais água evita a desidratação.

- Não tratar as queimaduras solares com produtos "-caínicos" (como a benzocaína).

Se a sua pele formar bolhas, está a sofrer uma queimadura solar de segundo grau. Os dermatologistas recomendam que:

- Deixar que as bolhas cicatrizem sem serem tocadas. As bolhas formam-se para ajudar a pele a sarar e para o proteger de infecções.

- Se as bolhas cobrirem uma grande área, como as costas inteiras, ou se tiver arrepios, dores de cabeça ou febre, procure imediatamente assistência médica.

- Em qualquer queimadura solar, deve evitar o sol enquanto a sua pele cicatriza. Não se esqueça de cobrir a queimadura sempre que sair à rua.

LISTA DE REFERÊNCIAS

1. A.K.Mishar ,A. Mishar , P.Chattopadhayay, 2012, Avaliação do fator de proteção solar in-vitro da formulação de óleo essencial de *Calendalaofficinalis L.* (Asteraceae) , Journel of young pharmacist (Abstract) *www.ncbi.nlm.nih.gov > NCBI > Literatura > PubMed Central*

2. AnahitaFathi-Azarbayjani ,PohLeng Tan, and Sui Yung Chan,2013,Ascorbic Acid for the Safe Use of a Sunscreen Agent: Accumulation of Nano Zinc Oxide and Titanium Dioxide on the Skin, Scientia Pharmaceutica, pages 1141-1150 *www.ncbi.nlm.nih.gov/pubmed/24482778*

3. Andrew L. Miners , 2000, The diagnosis and emergency care of heat related illness and sunburn in athletes :A retrospective case series, The Journal of the Canadian Chiropractic Associationhttp://www.ncbi.nlm.nih.gov/pmc/articles/PMC2875908/

4. Antony R Young, Justine Boles, Bernd Herzog, Uli Osterwalder e Werner Baschong, 2010, A Sunscreen's Labeled Sun Protection Fator May Overestimate Protection at Temperate Latitudes: A Human In Vivo Study, journal of investigate dermatology, *www.ncbi.nlm.nih.gov/pubmed/20535128*

5. Art Springsteen, Ramona Yurek ,Michelle Frazier Kevin F Carr, 1999, Medições in vitro do fator de proteção solar de protectores solares por transmitância difusa ,Volume 380,páginas 155-164 *(abstraci),www.sciencedirect.com/science/article/pii/S0003267098005777*

6. Manual Médico Australiano-2011, página-379-380

7. Balakrishnan K P, Narayanaswamy N., Botanicals as sunscreens: Their role in the prevention of photoaging and skin cancer, International Journal of Research in Cosmetic Science, 2011

8. Baverly A. Banks, Robert A. Silerman ,Richard H. Schwartz, Walter W. Tunnessen Jr. ,1992, Attitudes of teenagers towards sun exposure and sunscreen use, Pediatrics, volume 89, páginas 4042. *www.ncbi.nlm.nih.gov/pubmed/1728018*

9. Bert Pruim, Lynette Wright e Adole Green, 2002, Do people who apply sunscreen, reapply them, Australian journal of Dermatology (Resumo) *heapro.oxfordjournals.org/content/19/3/369.full*

10. Bertram G. Katzung, Susan B. Masters , Anthony J. Trever ,Basic and Clinical Pharmacology, 2012,Chapter 61,Tata McGraw Hill Education Private Limited, New Delhi,12 th edition, page 1069

11. Brian Diffey, professor, 2000, Has the sun protection fator had its day, páginas 176-177*www.ncbi.nlm.nih.gov/pubmed/10634743*

12. Brian Diffey, 2009, Sunscreen expectation and realitation, Photodermatology, photoimmunology and photomedicine, volume 25, páginas 233-236 *onlinelibrary.wiley.com >... > Vol 25 Issue 5*

13. Brian K. Alldredge, Robin,L.,Corelli e Michael E. Ernst ,Kada-kimble and young's applied

therapeutics,The clinical use of drugs, *www.amazon.com >... > Medicina > Ciências Básicas > Farmacologia*

14. Chanchal Deep Kaur e SwarnlataSaraf, 2010, Determinação do fator de proteção solar in vitro de óleos de ervas utilizados em cosméticos, Journal of Investigative Dermatology, páginas *22-25, www.ncbi.nlm.nih.gov > NCBI > Literatura > PubMed Central (PMC)*

15. Corey H. Basch, , Charles E. Baschand Kelly V. Ruggles, (2014),High school students use of sunscreen and Indoor tanning devices Among a national representative Sample of 6 *www.cdc.gov/pcd/issues/2014/14_0191.htm*

16. DanieloRego, LinaFernandes, Tania Nascimento ,Ana Grenha, 2010, Avaliação de protectores solares durante um período típico de praia, Journal of pharmacy and bio allied sciences, volume 2,páginas 4750 *www.ncbi.nlm.nih.gov/pubmed/21814431*

17. David L.O. Riordan, Kevin B. Lunde, Johan Orschitz e Karen Glanz, 2005 , A noninvasive objective measure of sunscreen use and reapplication cancer epidemiology biomarkers and prevention. *cebp.aacrjournals.org/content/14/3/722.abstract*

18. Dutra E.A., Oliveira D.A.G.C., Kedor-Hackmann E.R.M., Santoro M.I.R.M., Determinação do fator de proteção solar (FPS) de protetores solares por espetrofotometria no ultravioleta, Revista Brasileira de Ciências Farmacêuticas, julho/setembro 2004, 40; 381-386

19. Índice solar global de UV, OMS, 2002

20. G.P. Dransfield, Inorganic sunscreen, Oxfordjournals, volume 91, páginas 271-273, *rpd.oxfordjournals.org/content/91/1 -3/271.full.pdf*

21. Hanrahan J.R., Sunscreens, Australian prescriber, outubro de 2012, 35; 5

22. Perfil da saúde, Sri Lanka, 2012, *www.worldlifeexpectancy.com/country-health-profile/sri-lanka*

23. KalelVanicek,ThomasFrei, ZenobiaLitynska, AloisSchmalwieser, UV index for the public,1998, bookshop.europa.eu/.../CGNA19226ENC_001.pdf; diabetes,heart disease and osteoporosis, The American journal of clinical nutrition,volume 79,páginas 362-371, *www.ncbi.nlm.nih.gov/pubmed/14985208*

24. L. R. Gaspar, P.M.B.G.Malia Campus,2003, Rheological behavior and the Sun Protection Fator of sunscreen, Internationals journal of pharmaceuitics,volume 250,pages 35-44, *www.researchgate.net/.../10992846_Rheological_behavior_and_the_SPF...*

25. L.Mbanga, M. Mulenga ,P.T.Mpiana , K.Bokolo, M.Mumbwa ,K.Muingu , 2014, Determinação do Fator de Proteção Solar (SPF) de alguns cremes e loções para o corpo comercializados em Kinshana por espetrofotómetro ultravioleta, Revista Internacional de Investigação Avançada em

Ciências Químicas , volume 1,páginas 11-13 https://www.arcjournals.org/pdfs/ijarcs/v1- i8/2.pdf

26. Lisa Horsley, Anne Charlton e Catherine Wiggett,2000,Current action for skin cancer risk reduction in English schools: a report on a survey carried out for the Department of Health ,oxford Journals, volume *15,page249-259www.ncbi.nlm.nih.gov/pubmed/109 77373*

27. Mansur JS, Breder MNR, Mansur MCA, Azulay RD. Determinagao do fator de protegao solar porespectrofotometria. An. Bras.Dermatol. 1986; 61: 121-124

28. Mariana Sato de Souza de Bustamante Monteiro , Rafael Antonio Ozzetti e elisabete Pereira dos Santos,2012,Avaliação do p-metoxicinamato de octilo incluído em lipossomas e ciclodextrinas em preparações anti-solares: preparações, caracterizações e estudos de penetração in vitro ,International journal of *nanomedicinewww.ncbi.nlm.nih.gov/pubmed/22787399*

29. MarilyoWickenheiser, Mary Kate Baker,RikkyGaber, Hanz Blatt e Jane K.Robinson, 2013, Sun protection preferences and behaviors among young adult men during maximum ultraviolet radiation exposure activities, International journal of enviorenmental research and public health, pages 3203-3216 *www.mdpi.com/1660-4601/10/8/3203*

30. Michal P. Holick, 2004, A importância da vitamina D na prevenção de cancros, tipo 1 *https://www.crcpress.com/Textbook-of-Cosmetic-Dermatology.../978184..,*

31. Michela Brenner e Vincent J. Hearing, 2007, The protective role of melanin against uv damage in human skin, Photochemistry and photobiology, volume 84, páginas 539-549 *https://www.citethisforme.com/.../Melanocytes%20and%20Melanoma-8448...,*

32. Ming thoushan, Cheng-wea Lin, Ming-chuan Huang, Chao huiShen e Msiu -o Ho, 2003, Correlation of in-vitro and in vitro measurements of Sun Protection Fator, Journal of food and drug analysis, volume 2, páginas 128-132http://www.researchgate.net/profile/Ming-Thau_Sheu/publication/228542542_Correlation_of_in_vivo_and_in_vitro_measurements_of_sun_p rotection_factor/links/0fcfd5122c3d62fc 1f000000.pdf

33. Mishra, A.K.,Mishra,A. and Chaltopadyay,P.(2012),Assesment of in vitro sun protection fator of Calendula officinalis L. (Asteraceae) essential oil formation, journal of young pharmaceuticals, volume 4,pages 17-21, *www.ncbi.nlm.nih.gov > NCBI > Literature > PubMed Central (PMC)*

34. Nicole Walker, Thomas D Love, Dane Francis Baker, Phillip Brian Healey, Jillian Haszard, Antony S Edwards e Katherine Elizabeth Black,2014, Knowledge and attitudes to vitamin D and Sun exposure in elite New Zeland athletes: a cross-sectionalstudy, *Journal of the International Society of Sports Nutritionwww.ncbi.nlm.nih.gov/pubmed/25253998*

35. P Khazaeli , M Mehrabani, 2010, Screening of sun protective Activity of the Ethyl Acetate

Extracts of Some Medicinal plants, volume *7,page5-9ijpr.sbmu.ac.ir/article_738_7.html*

36. Philippe Autier, Jean-François Dore , Mathieu Boniol, 2007, Sunscreen use and increased duration of intentional sun exposure: Still a burning issue ,Volume 21,pages 1-5 *www.ncbi.nlm.nih.gov/pubmed/17415716*

37. Protecting and promoting young health, U.S. food and drug administration, (2012), U.S. Department of health and human services www.fda.gov/

38. Rachel C Wachsmuth,Faye Turner, Jennifer H Barrett, RuperGaut, Juliette A Randerson Moor, D Timothy Bishop e Juila A Newton Bishop, 2005, The effect of sun exposure in determining Nevus Density in UK adolescent twins,Journal of investigative Dermatology,pages 56- *62www.nature.com > Página inicial da revista > Arquivo > Artigos originais*

39. ReenaRai,C.R.Srinivas,2007,Photoprotection,volume73,page73-79 http://www.ijdvl.com/article.asp?issn=0378-6323;year=2007;volume=73;issue=2;spage=73;epage=79;aulast=Rai

40. Robert Baran,(2010) FlowardMaliback Text book of cosmetic,Dermatology, 4TH edition

41. Sayre R.M., Agin P.P., Deborah L., Marlowe E., Sunscreen testing methods: in vitro predictions of effectiveness, Journal of society of cosmetic chemists, maio/junho de 1980, 31; 133-143

42. Shantana Kale, AmulSonawane ,Ammar Ansari ,PrashantGhoge, Ashwiniwaje, 2010, Formulação e determinação in-vitro do Fator de Proteção Solar *Ocimumbasilicamlinn. Leaf* oils sunscreen cream, Revista Internacional de Farmácia e Ciências Farmacêuticas, volume 2. *www.ijppsjournal.com/Vol2Suppl4/849.pdf*

43. Stéphanie Liardet, Corinne Scaletta , Renato Panizzon , Patrick Hohlfeld e Lee Laurent-Applegate , 2001 ,Protection against Pyrimidine Dimers,and 8-hydroxy-2'-Deoxyguanosine Expression in Ultraviolet-Irradiated Human Skin by Sunscreen: Difference between UVB+UVA and UVB alone Sunscreen, Journal investigate dermatology,? 1437-1441 *www.researchgate.net/.../11475748*

44. Proteção solar - Um recurso de ensino primário, OMS, 2003

45. Tania J.Phillips, Jag Bhawan, Mina Yaar, Ysabel bello, Danielle Lopiccolo , J. Frank Nash, 2000, Effect of daily verses intermittent sunscreen application on solar stimulated UV radiation- induced skin response in humans, Journal of the American Academy of Dermatology, volume 43 (Abstract) *www.ncbi.nlm.nih.gov/pubmed/11004615*

46. Thomas B., Fitzpatrick M.D.,1988, The validity of sun reative skin types 1 Through 6,Arch dermatol,p 869-871, *www.ncbi.nlm.nih.gov/pubmed/33 77516*

47. Ulrike P. Kappes, Dan Luo, Morisa Potter, Karl Schulmeister e Thomas M. Runger, 2006, Short and Long wave uv light (UVA and UVB) in due similar mutation in human skin cells, Journal of investigative dermatology, páginas 667-675, *www.ncbi.nlm.nih.gov/pubmed/16374481*

48. Radiação ultravioleta e saúde humana, OMS, 2009

49. VijayaraghavanSudhahar e VadiveluBalasubramanian, 2013, Sun Protection Fator Determination (SPF) of marketed sunscreen formulation by in-vitro method using uv-vis spectrophotometer, Archives of applied science research, pages 119-122 *scholarsresearchlibrary. com/aasr-vol5.../AASR-2013-5-6-119-122.pdf*

50. Wolf, R., Wolf, D., Morganti, P., Ruocco V, Sunscreens, *Clinic. Dermatol.,* Nova Iorque, 2001, 19 ; 452-459

51. Wood, C., Murphy E., Eficácia dos protectores solares, *Glob. Cosmet. Ind.,* 2000, 167; 38-44

APÊNDICES

Apêndice 01 - Ingredientes activos dos protectores solares

	Ingrediente ativo	Gama	Máximo %	Função
FÍSICO FILTROS (Inorgânica Protetor solar Filtros)	**Óxido de zinco (ZnO)**	UVB, UVA1, UVA2	25%	Absorve e bloqueia os raios UVA e raios UVB e são considerados de "largo espetro"
	Dióxido de titânio (TiO2)	UVB, UVA2	25%	Reflecte e bloqueia os raios UVA e UVB, mas não protege contra toda a gama de raios UVA.
QUÍMICA FILTROS (Orgânica Protetor solar Filtros)	**Avobenzona**	UVA1	3%	Absorve todo o espetro UVA
	Tinosorb S	UVB, UVA1, UVA2	10%	Absorve os raios UVA e UVB; ajuda a prevenir a fotodestabilização da avobenzona
	Tinosorb M	UVB, UVA1, UVA2	10%	Absorve os raios UVA e UVB, reflecte e dispersa também alguns deles; ajuda a estabilizar outros filtros UV (octinoxato)
	Mexoryl SX	UVA1, UVA2	3%	Absorve os raios UV e depois liberta-os sob a forma de energia térmica; não penetra na pele
	Mexoryl XL	UVA2	3%	Absorve os raios UV e depois liberta-os sob a forma de energia térmica; não penetra na pele
	Helioplex	UVB, UVA1		Absorve os raios UV

Octinoxato	UVB	7.5%	Absorve os raios UVB
Octocrylene	UVB, UVA2	10%	Absorve os raios UV
Oxibenzona	UVB, UVA2	6%	Absorve os raios UVA
Octisalato	UVB	5%	Absorve os raios UV
Homosalato	UVB	15%	Absorve os raios UV
Uvinul T 150	UVB	5%	Absorve os raios UV
Cinoxato	UVB	3%	Absorve os raios UV
Ácido aminobenzóico	UVB	15%	Absorve os raios UVB
Padimate O	UVB	8%	Absorve os raios UVB
Ensulizole	UVB, UVA2	4%	Absorve os raios UVB
Dioxibenzona	UVB, UVA2	3%	Absorve os raios UVB e os raios UVA de onda curta
Meradimate	UVA2	5%	Absorve os raios UVA
Sulisobenzona	UVB, UVA2	5%	Absorve os raios UV
Salicilato de trolamina	UVB	12%	Absorve os raios UV
Enzacameno	UVB	4%	Absorve os raios UV
Bisdisulizol Dissódico	UVA1	10%	Absorve os raios UV
Uvinul A Plus	UVA2	10%	Absorve os raios UVA
Uvasorb HEB	UVB, UVA1	10%	Absorve os raios UV
Parsol SLX	UVB	10%	Absorve os raios UVB
Amiloxato	UVB	10%	Absorve os raios UVB

Fontes: **Simulador de proteção solar da BASF, The Skin Cancer Foundation**
(https://www.sunscreensimulator.basf.com/Sunscreen_Simulator/)

Apêndice 02- Comunicação sucinta

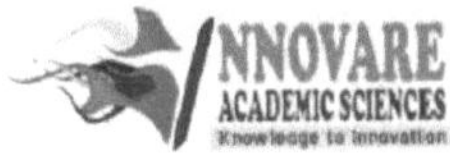

International Journal of Pharmacy and Pharmaceutical Sciences

ISSN- 0975-1491

Vol 9, Issue 1, 2017

Curto

Comunicação

SENSIBILIZAÇÃO PARA A UTILIZAÇÃO DE PROTECTORES SOLARES ENTRE CRIANÇAS EM IDADE ESCOLAR EM KANDY, SRI LANKA

N.G. P. D. NAWARATHNA, H. M. D. R. HERATH, D. B. M. WICKRAMARATHNE, M. H. F. SAKEENA,

C. B. GUNAWARDHANE, S. H. T. SUDESHIKA

Departamento de Farmácia. Faculdade de Ciências da Saúde Aliadas, Universidade de Peradeniya

Correio eletrónico: priyankadamayanthi2@gmail.com

Recebido: 25 Mar 2016 Revisado e Aceito: 08 Nov 2016

RESUMO

Objetivo: O objetivo desta investigação foi avaliar a sensibilização para a utilização de protectores solares entre as crianças em idade escolar em Kandy, no Sri Lanka.

Métodos: Foram recrutadas crianças em idade escolar (138) que praticam desportos ao ar livre em seis escolas. Os conhecimentos e as atitudes relativamente à utilização e aplicação de protectores solares foram avaliados através de um questionário administrado pelo investigador. As análises estatísticas foram efectuadas utilizando o Statistical Package for the Social Science (SPSS versão 16).

Resultados: Entre as crianças em idade escolar que praticam desportos ao ar livre, 71 (51,4%) dos participantes usavam protectores solares e 67 (48,6%) dos participantes não usavam protectores solares.

Conclusões: De acordo com os resultados, a maioria das crianças em idade escolar tem falta de conhecimentos, atitudes e práticas relativamente à utilização de protectores solares.

Palavras-chave: Protectores solares, UV, Conhecimentos, Atitudes, Aplicação

A radiação ultravioleta (UV) é composta por ultravioleta A (UVA), ultravioleta B (UVB) e ultravioleta C (UVC). A radiação UVC é completamente absorvida antes de chegar à terra. Por conseguinte, a radiação solar UV na superfície terrestre é composta por uma grande quantidade de radiação UVA e uma pequena quantidade de radiação UVB [1]. Durante a exposição intencional ao sol (ISE), partes significativas do tronco, dos ombros e das partes superiores dos membros dos seres humanos ficam frequentemente descobertas. O comportamento mais típico de ISE é o banho de sol. A exposição solar não intencional (NISE) representa a exposição solar durante as actividades da vida diária. Durante a exposição solar não intencional, as zonas da pele mais expostas ao sol são normalmente a cabeça, o pescoço, as mãos e os antebraços. A NISE acumulada ao longo da vida está principalmente associada à ocorrência de queratoses solares e carcinoma de células escamosas (CEC) [2]. A queimadura solar é a reação aguda da pele aos danos causados pela exposição aos raios UV. De acordo com as estimativas, 90% da luz UV que atinge a Terra é UVA, que contribui para os sinais visíveis de envelhecimento e degeneração da pele. Os restantes 10% da luz UV são UVB, responsáveis pelo eritema das queimaduras solares [3]. E também em de acordo com as medições, a irradiância UV aumenta 6-8% por cada 1000 m de aumento de latitude. Além disso, parte da radiação UV que chega ao solo é absorvida pela terra e outra parte reflecte-se na superfície. Por conseguinte, a radiação reflectida pode causar danos às pessoas que se encontram à superfície da terra. Os sinais e sintomas das queimaduras solares incluem eritema, edema, bolhas, ulcerações e dor [3]. A prevenção da sobre-exposição é especialmente importante durante a infância e a adolescência, porque a sobre-exposição à radiação UV é a principal causa de cancros da pele [4].

Os protectores solares são preparações tópicas que podem ser utilizadas para reduzir a penetração dos comprimentos de onda UV solares nocivos. Os protectores solares devem prevenir os danos actínicos agudos e crónicos da exposição solar, retardando o fotoenvelhecimento e prevenindo a indução de carcinomas e melanomas [5].

O fator de proteção solar (FPS) é definido como o rácio entre a menor quantidade de energia UV necessária para produzir um eritema mínimo na pele protegida por um protetor solar e a quantidade de energia necessária para produzir o mesmo eritema na pele não protegida [6].

As preparações de proteção solar são geralmente avaliadas pela sua capacidade de proteção contra a formação de eritema [5]. A maioria dos produtos cosméticos que contêm químicos de proteção solar oferecem vários níveis de FPS até 15-50 ou mais. Um protetor solar com um FPS de 15 filtra aproximadamente 94% dos raios UVB. Um protetor com um FPS de 30 filtra 97% dos raios UVB. O FPS aplica-se apenas aos raios UVB. A proteção fornecida contra os raios UVA nos protectores solares químicos é de cerca de 10% da classificação UVB [5].

O Sri Lanka é um país que se encontra mais próximo do equador, onde os níveis de UV são mais elevados. De acordo com a literatura, mesmo períodos mais curtos de exposição podem levar a doenças de pele. Como resultado da exposição aos UV, existe a possibilidade de aumentar o risco de infeção e reduzir a eficácia da imunização. A maioria dos serranos não contrai cancros da pele devido à exposição aos UV, devido à sua pele escura, mas contrai fotodermatite e envelhecimento prematuro devido à exposição excessiva aos UV. Por conseguinte, a exposição aos raios UV tem graves implicações a nível mundial. A população mais vulnerável a esta situação são as crianças que vivem em países situados perto do equador, como o Sri Lanka. Por conseguinte, o desenvolvimento e a aplicação de estratégias de proteção solar devem ser essenciais para elas. De acordo com os relatórios da Organização Mundial de Saúde sobre o índice UV de 2014, o índice UV do Sri Lanka situa-se entre 8 e 12 ao longo do ano. Se o índice UV for elevado, o risco de queimaduras solares devido à exposição solar é elevado. Calcula-se que, na maior parte da vida, a exposição aos raios UV ocorre durante a infância. Além disso, existem fortes indícios de que a exposição à radiação UV é um fator de risco para o desenvolvimento de cancro da pele numa fase posterior da vida. Por conseguinte, as crianças que praticam desportos ao ar livre correm um maior risco de exposição aos raios UV do que as outras. Mesmo à sombra, os níveis indirectos de UV podem ser suficientemente elevados para serem prejudiciais. Níveis elevados de melanina, pigmento da pele, parecem reduzir o risco de cancros da pele comuns em pessoas com pele mais escura. Mas no caso de exposição solar intensa, a melanina parece ser menos eficaz na proteção contra o melanoma [7]. Quando o cancro da pele ocorre em pessoas com pele mais escura, é provável que seja detectado. Mais tarde, o cancro está mais avançado e, por conseguinte, mais perigoso. A exposição excessiva à radiação UV é um problema que afecta igualmente todos os tipos de pele.

Tendo em conta os factos acima referidos, o objetivo geral deste estudo foi avaliar os conhecimentos e as atitudes relativamente à utilização e aplicação de protectores solares entre crianças em idade escolar que praticam desportos ao ar livre.

O estudo foi realizado entre crianças em idade escolar que praticavam desportos ao ar livre, como natação, críquete, netball, basquetebol, hóquei, etc., em Kandy, no Sri Lanka. A dimensão da amostra foi de 138 alunos que praticavam os desportos ao ar livre acima referidos e cuja idade se situava entre os 14 e os 18 anos. Os alunos foram seleccionados em três escolas de rapazes e três escolas de raparigas, e o rácio entre homens e mulheres foi de 1:1.

Foi utilizado um questionário administrado pelo investigador para recolher dados junto dos estudantes, depois de obtido o seu consentimento verbal. O pré-teste foi efectuado utilizando 10% da população em estudo. Três crianças de cada escola que praticam desportos ao ar livre foram seleccionadas para o pré-teste.

O questionário baseou-se nos conhecimentos e atitudes das crianças em idade escolar relativamente à utilização e aplicação dos protectores solares. Para além disso, incluía perguntas sobre informação demográfica. Foram considerados como variáveis a idade, o sexo e o desporto. O conhecimento e a atitude em relação à utilização de protectores solares foram avaliados através do tempo de exposição ao sol, da experiência sobre queimaduras solares, do método utilizado para se proteger dos raios solares, do conhecimento sobre o FPS e dos factores na compra de um protetor solar. A aplicação de protectores solares foi avaliada através do tempo e da frequência de reaplicação.

As análises estatísticas foram efectuadas utilizando o programa informático Statistical Package for the Social Sciences (SPSS versão 16). Os resultados foram apresentados sob a forma de médias ou de frequências percentuais e intervalos de confiança a 95%, consoante o caso.

Foi obtida autorização do gabinete de educação zonal em Kandy para recrutar crianças das escolas para este estudo. A aprovação ética foi obtida pelo comité de revisão ética da Faculdade de Ciências da Saúde Aliadas, Universidade de Peradeniya, Sri Lanka.

Foram recrutados 138 alunos de 6 escolas de Kandy, no Sri Lanka, incluindo 69 raparigas de 3 escolas femininas e 69 rapazes de 3 escolas masculinas. A idade dos alunos situa-se entre os 14 e os 18 anos. Foram recrutados para o estudo os que praticavam críquete, hóquei, netball, basquetebol, râguebi e quaisquer outros desportos ao ar livre. A relação entre o género e a prática de desportos é apresentada na figura 1.

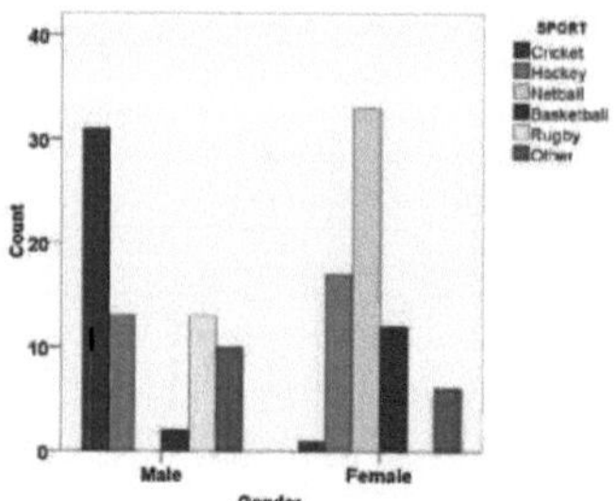

Fig. 1: A relação entre o género e a prática desportiva

A participação máxima em actividades desportivas ao ar livre foi observada nas idades de 14 e 15 anos. Isso representa 36 (26,1%) participantes de toda a amostra. O críquete e o netball foram os dois desportos em que as crianças em idade escolar mais se envolveram neste estudo. 32 (23,2%) participantes do sexo masculino praticaram críquete e 33 (23,9%) participantes do sexo feminino praticaram netball. Podem observar-se diferenças de género nos desportos.

A maioria, 137 de 138 (99,3%) da população do estudo, referiu que se expôs ao sol maioritariamente entre as 14h e as 16h. 73,9% dos participantes expuseram-se ao sol mais do que ou ligeiramente 3h por dia. 72 (51,5%) participantes sofreram queimaduras solares nos últimos três meses e 66 (47,8%) participantes nunca sofreram queimaduras solares. De acordo com os resultados, as raparigas têm mais experiência de queimaduras solares do que os rapazes. 39 (56,5%) dos estudantes do sexo masculino e 27 (39,1%) das estudantes do sexo feminino não têm experiência de queimaduras solares. 56 (43,5%) estudantes do sexo masculino e 42 (60,9%) estudantes do sexo feminino tiveram experiência de queimaduras solares nos últimos três meses. Verificou-se também que 72 (52,2%) participantes utilizaram outros métodos de proteção contra os raios solares e 66 (47,8%) participantes não utilizaram outros métodos de proteção contra os raios solares. No grupo de participantes que utilizavam outros métodos, 7 (5,1%) participantes ficavam à sombra, 44 (31,9%) usavam chapéu e 24 (17,4%) usavam roupas que cobriam a maior parte dos braços e das pernas.

Entre os participantes, 53 (38,4%) já tinham ouvido falar do FPS e 85 (61,6%) participantes nunca tinham ouvido falar do FPS. Além disso, 18 participantes nunca ouviram falar do FPS, apesar de utilizarem um protetor solar.

57 (41,3%) participantes da amostra tinham considerado o valor do FPS quando compraram um protetor solar. Apenas 14 (10,1%) participantes consideraram o valor do FPS quando compraram o protetor solar e consideram-no importante. 62 (44,9%) participantes não se lembravam do valor do FPS do seu protetor solar.

35 (24,5%) participantes consideraram que a aplicação de protetor solar ajuda a aumentar o tempo de exposição aos raios solares sem queimaduras e 103 (74,6%) dos participantes consideraram que não existe qualquer relação entre a aplicação de protetor solar e a exposição ao sol. 51,4% (71) dos participantes foram capazes de mencionar os benefícios dos protectores solares para a saúde. 86 (62,3%) participantes pensaram que a exposição ao sol pode ser afetada por problemas de

saúde graves e 52 (37,7%) participantes mencionaram que nunca pensaram que a exposição ao sol tivesse efeitos nocivos e que também não tinham problemas em expor-se ao sol. 132 (95,4%) participantes nunca participaram em nenhum programa de sensibilização sobre o comportamento de proteção solar e os efeitos nocivos da exposição solar na sua vida escolar e 6 (2,2%) dos participantes mencionaram que viram programas de televisão relacionados com a radiação UV e os métodos de proteção.

Entre as crianças em idade escolar que praticam desportos ao ar livre, 71 (51,4%) participantes usavam protectores solares e 67 (48,6%) participantes não usavam protectores solares. Entre os participantes que utilizam protectores solares, verifica-se uma variação de género. A utilização de protectores solares entre as raparigas é superior à dos rapazes. Entre os participantes do sexo masculino, apenas 32 (45,7%) estudantes utilizam protectores solares e, entre as participantes do sexo feminino, apenas 39 (56,5%) estudantes utilizam protectores solares.

O tempo de aplicação dos protectores solares também varia entre a população do estudo. 31 (22,5%) participantes aplicam sempre protectores solares antes de se exporem ao sol durante 30 minutos. Entre eles, 19 eram do sexo feminino e 12 do sexo masculino. 29(21%) participantes aplicam protectores solares ao mesmo tempo que se expõem ao sol ou antes de irem para a escola. 9(6,5%) participantes aplicaram sempre protetor solar durante o jogo. Entre eles, 4 eram do sexo feminino e 5 do sexo masculino. 5 deles reaplicaram os protectores solares durante o intervalo do chá ou do almoço. 9 (6,5%) participantes reaplicaram o protetor apenas nos dias de torneio. Alguns dos participantes pensam que a reaplicação não é importante e que é difícil reaplicar durante o jogo. 49 (35,5%) participantes nunca aplicaram protetor solar durante o jogo.

35 (25,4%) dos participantes aplicaram sempre a mesma quantidade de protetor solar em cada dia e em cada aplicação. Entre eles, 19 participantes são estudantes do sexo feminino e 16 participantes são estudantes do sexo masculino.23 (16,7%) dos participantes nunca aplicaram a mesma quantidade de protetor solar.

Alguns deles consideram que a aplicação de protetor solar em dias nublados não faz sentido. 51 (37%) participantes nunca aplicam protetor solar em dias nublados. Apenas 7 (5,1%) participantes aplicam sempre protetor solar sem considerar se o dia está nublado ou não. Entre eles, 5 são do sexo feminino e 2 do sexo masculino. Em todo o tempo, 2,2% dos participantes tiveram uma reação de fotossensibilidade após a aplicação do protetor solar. Entre eles, 2 são estudantes do sexo masculino e 1 é estudante do sexo feminino. 55 (39,9%) participantes não tiveram reacções de fotossensibilidade.

Os cancros da pele estão entre as primeiras oitenta causas de morte, de acordo com o perfil de saúde do Sri Lanka e do mundo [8]. De acordo com o índice UV, os níveis de intensidade UV numa escala de 1 a 11+, em que 1 indica um baixo risco de sobre-exposição e 11+ significa um risco extremo. Segundo os relatórios sobre o índice UV, o índice UV do Sri Lanka situa-se entre 8 e 12 ao longo do ano. Se o índice UV for elevado, o risco de queimaduras solares devido à exposição solar é elevado. Por isso, como cingaleses, temos um risco elevado de apanhar queimaduras solares devido à exposição ao sol. De acordo com as recomendações da OMS, se o índice UV for superior a 2, recomenda-se a aplicação de protetor solar [9].

Tendo em conta os resultados deste estudo, 99,3% (n=137) dos alunos expõem-se ao sol durante o período das 14h00 às 16h00. De acordo com a literatura, o nível de intensidade de UV é elevado durante o período das 11h00 às 15h00. Por conseguinte, a maioria dos alunos expõe-se a um nível elevado de intensidade de UV todos os dias. Uma exposição excessiva ao sol é perigosa ao longo de todo o ciclo de vida. As crianças devem ser altamente protegidas da exposição solar devido à elevada sensibilidade da sua pele e aos efeitos cumulativos das queimaduras solares [1]. Por conseguinte, as crianças em idade escolar que praticam desportos ao ar livre correm um risco elevado quando se expõem ao sol no período de tempo acima referido. Além disso, quando se aumenta o tempo de exposição ao sol, os efeitos nocivos para a pele podem aumentar. A reflexão no solo também é afetada por isso. Isto significa que a parte da radiação UV que é reflectida para o espaço também é afetada para queimar a pele.

Entre os estudantes que não experimentaram a sensação de ardor, podem ter queimaduras porque, por vezes, a radiação UV não pode ser sentida pelos seres humanos devido à absorção nas camadas mais externas da pele [1]. De acordo com os resultados deste estudo, as crianças utilizam formulações como o creme ou a emulsão, mas nenhuma delas utiliza outras formulações como o spray. A formulação do protetor solar pode ser um fator importante para influenciar a vontade dos indivíduos de utilizar o protetor solar [10]. As pessoas que não utilizam protectores solares pensam que a aplicação de protectores solares não é importante e que não há qualquer benefício especial na utilização de protectores solares.

Em comparação com os resultados de estudos anteriores, foram mencionadas várias razões para a não utilização de protectores solares, tais como ter uma pele que não se queima facilmente, já ter um bronzeado protetor, demorar demasiado tempo a aplicar o protetor solar, não estar suficientemente ao ar livre para justificar a utilização do protetor solar, ser incómodo e gorduroso para aplicar, sentir-se quente e suar, ser caro e esquecer-se de aplicar regularmente [10].

Para proteger a pele da radiação UV, é importante usar roupas que cubram todo o corpo, aplicar protectores solares e permanecer à sombra [11]. A aplicação de protectores solares é mais importante porque o rosto, o pescoço e algumas partes das mãos e das pernas não estão cobertas pelo vestuário. A sombra é o método mais barato de proteção solar e proporciona proteção contra os raios UV directos, mas não pode proporcionar proteção contra os raios UV indirectos. Devido ao calor e a outros requisitos em matéria de uniformes, não é prático que as pessoas que participam em actividades ao ar livre usem chapéus ou camisas de manga comprida para se protegerem dos raios UV. Por conseguinte, essas crianças devem aplicar protectores solares como primeira opção de proteção contra os raios UV [11].

Ao avaliar os conhecimentos dos alunos sobre a utilização de protectores solares, nenhum deles sabia o significado de FPS, apesar de terem ouvido o termo FPS. Alguns dos que usavam protectores solares nunca tinham visto o rótulo do FPS no seu produto de proteção solar. No que respeita aos resultados, a maioria dos estudantes utilizou protectores solares sem conhecer o FPS. Um estudo anterior revelou que os protectores solares com um valor elevado de FPS ajudam a obter uma proteção extra, mas os protectores solares com um valor de FPS superior a 30 não proporcionam uma proteção mais elevada e esse tipo de protectores solares é fabricado apenas para fins de marketing [1]. Por conseguinte, é importante ter em conta o valor do FPS quando se compra um protetor solar.

Os tipos de pele e o índice UV são também factores importantes que afectam os valores do FPS dos protectores solares. Um protetor solar deve ser selecionado de acordo com os factores acima mencionados para obter a máxima proteção e evitar os efeitos indesejáveis do protetor solar. Existem seis tipos de pele. Estes são classificados desde a pele clara até à pele escura [12]. As crianças de pele clara devem usar protectores solares com um FPS elevado, em comparação com as de pele mais escura. Os alunos que usaram protetor solar referiram que os protectores solares são importantes para proteger a pele da radiação UV, para reduzir o escurecimento e a queimadura da pele, etc. De acordo com os resultados de estudos anteriores, existem outros benefícios da utilização de protectores solares para além da prevenção de queimaduras solares [13]. São eles: proteção contra os cancros da pele, perceção do risco elevado de cancro da pele, proteção contra o envelhecimento e as rugas, prolongamento do tempo ao sol, etc. [13]. [13]. Mas neste estudo, nenhum deles foi capaz de mencionar esse tipo de benefícios. A falta de conhecimentos sobre a radiação UV e os protectores solares pode ser o fator responsável por isso. E também entre os participantes que pensavam que a exposição ao sol conduz a problemas de saúde graves não foi possível mencionar qualquer problema de saúde grave relacionado com a radiação UV, como os cancros da pele. Os estudantes que pensaram que não há qualquer efeito adverso dos raios solares mencionaram que a exposição ao sol é necessária para a produção de vitamina D no corpo. Mas o tempo de exposição ao sol necessário para a proteção da vitamina D é menor [1]. De acordo com os resultados, a participação inadequada em programas de sensibilização sobre a proteção solar pode ser a razão do seu fraco conhecimento sobre a radiação UV. De acordo com as directrizes da United States Food and Drug Administration (USFDA), os protectores solares rotulados como resistentes à água ou ao suor são importantes para permanecerem na pele durante mais tempo, mesmo que se molhem com a água ou o suor. Por conseguinte, a capacidade de resistência à água ou ao suor do protetor solar é também importante para os estudantes que praticam desportos como a natação ou que transpiram excessivamente.

Para obter uma melhor proteção contra a radiação UV, são muito importantes os métodos e o momento adequados de aplicação do protetor solar, bem como o valor do FPS do protetor solar que é adequado ao tipo de pele. Além disso, a utilização diária de protectores solares reduz os danos cutâneos produzidos pela exposição aos UV em comparação com a utilização intermitente de produtos com FPS igual ou superior [10]. Devido às reacções de sensibilidade cruzada, é importante realizar um teste de contacto para cada indivíduo antes da aplicação do protetor solar. Para isso, pode ser aplicada uma pequena quantidade de protetor solar na parte interna do antebraço [6]. De acordo com as directrizes descritas pela FDA dos EUA, para obter o máximo benefício do protetor solar, este deve ser aplicado antes de 30 minutos. Assim, o produto tem tempo para penetrar na pele. Para obter a quantidade adequada de protetor solar na pele, é importante reaplicar o protetor solar pela primeira vez após 30 minutos [14]. Também para obter uma concentração de 2 mg/cm^2 deve ser aplicada 1 onça ou 30 ml [14]. Para obter a máxima proteção, é importante aplicar uma quantidade generosa de protetor solar no rosto, orelhas, nariz, lábios, parte de trás do pescoço, parte superior dos pés e áreas da cabeça expostas por calvície ou queda de cabelo. Após a primeira reaplicação, é importante reaplicar o protetor solar de duas em duas horas para manter a espessura inicial do protetor solar na pele.

De acordo com os resultados, a maioria das raparigas aplica protectores solares em casa antes de ir para a escola. As regras e os regulamentos da escola são as razões para esse facto. No entanto, a maioria não aplica o protetor solar durante o jogo. Entre as crianças que aplicaram protectores solares, algumas delas voltaram a aplicá-los durante a pausa para o lanche e a pausa para o almoço. Algumas delas referiram que as regras disciplinares dos torneios também restringem a reaplicação do protetor solar. Além disso, as regras e os regulamentos das escolas afectam as más atitudes em relação à aplicação dos protectores solares. A maioria não conseguiu mencionar a frequência exacta da reaplicação do protetor solar após a primeira aplicação.

Apesar de os participantes aplicarem protectores solares no rosto, no pescoço e nas mãos, ninguém aplica protectores solares nas orelhas, no pescoço e nos pés. Alguns deles só aplicam os protectores solares no rosto. Todos eles não conseguiram referir a quantidade de protetor solar que aplicam. Mencionaram que não gostavam de aplicar uma quantidade elevada de protetor solar, porque deixava uma película branca na pele após a aplicação do protetor solar. Os protectores solares que contêm pigmentos minerais podem deixar uma película branca na pele, o que pode ser afetado para incentivar as pessoas a aplicar menos do que a quantidade necessária [10].

Para obter proteção contra os raios UV, deve ser aplicado bastante protetor solar. Em cada aplicação, deve ser aplicada a mesma quantidade.

A maioria dos alunos pensa que, em dias nublados, os raios UV não chegam ao solo e que é inútil aplicar protetor solar. Nos dias nublados, 80% dos raios UV chegam ao solo. Tal como nos outros dias, existe um risco de exposição aos raios UV para as pessoas que se expõem ao sol em dias nublados. Alguns alunos tiveram reacções de fotossensibilidade após a aplicação do protetor solar.

Além disso, algumas crianças tiveram reacções de fotossensibilidade a alguns protectores solares disponíveis no mercado. Por conseguinte, é importante reforçar a regulamentação relativa ao registo dos protectores solares no Sri Lanka, tal como nos países tropicais. Além disso, o aumento do número de programas de sensibilização relacionados com a exposição aos raios UV e a aplicação de protectores solares para crianças em idade escolar, professores responsáveis por desportos e professores será benéfico nos países tropicais que têm um IVU elevado, apesar de a maioria das pessoas ter pele escura.

As crianças em idade escolar praticavam as suas actividades durante as horas de maior intensidade solar sem a proteção das sombras. Devido às regras e regulamentos das escolas e dos desportos, não podiam usar chapéus ou camisolas de manga comprida para se protegerem da exposição solar. Por conseguinte, a principal opção que têm para se protegerem da radiação UV é a aplicação de um protetor solar.

O conhecimento e as atitudes em relação à utilização de protectores solares entre as crianças em idade escolar que praticam desportos ao ar livre na zona de Kandy são fracos. A maioria não seguiu o método adequado para aplicar e reaplicar o protetor solar durante os jogos. Não têm conhecimento do valor do FPS dos seus protectores solares. Por conseguinte, a sensibilização para o uso e a aplicação de protectores solares entre as crianças que praticam desportos ao ar livre é importante para reduzir os efeitos indesejáveis e obter o máximo benefício.

CONFLITOS DE INTERESSES

Declarado nenhum

REFERÊNCIAS

1.	Vanicek K, Frei T, Litynska Z, Schmalwieser A. Índice UV para o público, diabetes, doenças cardíacas e osteoporose. Am J Clin Nutr 1998;79:362-71.

2.	Autier P, Dore JF, Boniol M. Sunscreen use and increased duration of intentional sun exposure: still a burning issue. Int J Cancer 2007;121:1-5.

3.	Mineiros AL. O diagnóstico e os cuidados de emergência de doenças relacionadas com o calor e queimaduras solares em atletas: uma série de casos retrospectivos. Jornal da Associação Canadiana de Quiroprática; 2000.

4.	Basch CH, Charles E, Baseband KV. Uso de protetor solar e aparelhos de bronzeamento artificial por estudantes do ensino médio em um representante nacional; 2014. p. 6.

5.	Liardet S, Scaletta C, Panizzon R, Hohlfeld P, Applegate LL. Proteção contra dímeros de pirimidina e expressão de 8-hidroxi-2'-desoxiguanosina na pele humana irradiada com ultravioleta através de protectores solares: diferença entre protectores solares UVB+UVA e UVB isolados. J Investigate Dermatol 2001;117:1437-41.

6.	Diffey B. Has the sun protection fator had its day. Br Med J 2000;320:176-7.

7.	Riordan DLO, Kevin B, Lunde KB, Orschitz J, Glanz K. A noninvasive objective measure of sunscreen use and reapplication cancer epidemiology biomarkers and prevention, Cancer Prevention in Primary Care: Melanoma: prevenção e diagnóstico precoce; 1994. p. 308.1682.

8.	Perfil de saúde, Sri Lanka; 2011.

9.	Organização Mundial de Saúde. Proteção solar e escolas: como fazer a diferença; 2003.

10.	Phillips TJ, Bhawan J, Yaar M, Bello Y, Diffey DB. Has the sun protection fator had its day; 2000. p. 176-7.

11.	Wickenheiser M, Baker MK, Gaber R, Blatt H, Robinson JK. Preferências e comportamentos de proteção solar entre jovens adultos do sexo masculino durante actividades de exposição máxima à radiação ultravioleta. Int J Envion Res Public Health 2013;10:3203-16.

12.	Thomas B, Fitzpatrick MD. The validity of sun reative skin types 1 through. Arch Dermatol 1988;6:869-71.

13.	Diffey B. Expectativa e realização do protetor solar. Photodermatol Photoimmunol Photomed 2009;25:233-6.

14.	Baran R. 4^ edição. Floward Mali back Textbook of cosmetic, Dermatology; 2010.

15.	Dutra EA, Oliveira DAGC, Hackmann ERMK, Santoro MIRM. Determinação do fator de proteção solar (FPS) de protetores solares por espetrofotometria no ultravioleta. BrazJ Pharm Sci 2004;40:382-5.

16.	Mishar AK, Mishar A, Chattopadhayay P. Avaliação do fator de proteção solar *in vitro* da formulação de óleo essencial de *Colendoloofficinals L.* (Asteraceae). J Young Pharm 2012;4:17-21.

17.	Azarbayjani AF, Tan PL, Chan SY. Ácido ascórbico para a utilização segura de um agente de proteção solar: acumulação de nano óxido de zinco e dióxido de titânio na pele. Sci Pharm 2013;81:1141-50.

18.   Young AR, Boles J, Herzog B, Osterwalder U, Baschong W. O fator de proteção solar indicado no rótulo de um protetor solar pode sobrestimar a proteção em latitudes temperadas: um estudo humano *in vivo*. J Invest Dermatol 2010;130:2457-62.

19.   Springsteen A, Yurek R, Carr MFKF. Medições *in vitro* do fator de proteção solar de protectores solares por transmitância difusa. Anal Chim Ata 1999;380:155-64.

20.   Australian Medical Handbook; 2011. p. 379-80.

21.   Banks BA, Silerman RA, Schwartz RH, Tunnessen WW. Attitudes of teenagers towards sun exposure and sunscreen use. Pediatrics 1992;89:40-2.

22.   Wright BPL, Green A. Do people who apply sunscreen, reapply them. Jornal Australiano de Dermatologia; 2002.

23.   Katzung BG, Masters SB, Trever AJ. Basic and clinical pharmacology. Capítulo 61. Tata McGraw Hill Education Private Limited, Nova Deli. 12^ edição; 2012.p. 1069.

24.   Kaur CD, Saraf S. Determinação do fator de proteção solar *in vitro* de óleos de ervas utilizados em cosméticos. Pharmacogn Res 2010;2:22-5.

25.   Rego D, Fernandes L, Nascimento T, Grenha A. Avaliação de protectores solares durante um período típico de praia. J Pharm BioAllied Sci 2010;2:47-50.

Como citar este artigo

- NGPD Nawarathna, HMDR Herath, DBM Wickramarathne, MHF Sakeena, CB Gunawardhane, SHT Sudeshika. Sensibilização para a utilização de protectores solares entre crianças em idade escolar em Kandy, Sri Lanka. Int J Pharm Pharm Sci 2017;9(1):311-314.

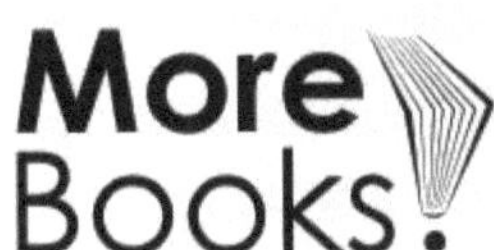

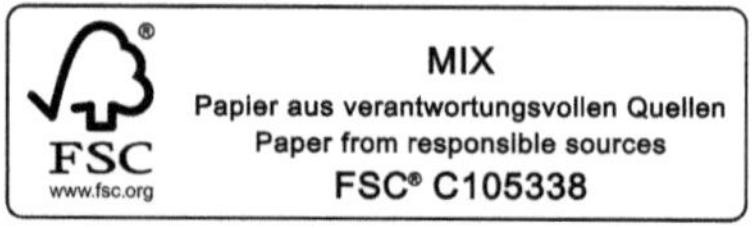

Printed by Books on Demand GmbH, Norderstedt / Germany